Massage lernen 01
Lomi Lomi Nui Massage

Massage lernen 01
Lomi Lomi Nui Massage

Lomi Lomi Nui Massage Script mit genauer Anleitung für die Wellnessmassage.

Das Buch

Die Lomi Lomi Nui Massage aus Hawaii ist die bekannte Hawaiianische Tempelmassage. Wir wollen in diesem Script besprechen, was eine gut praktizierbare und leicht anzuwendende Version ist, die wir in Europa ausüben können.

Es ist schön, sich den sanften und großflächigen Bewegungen hinzugeben und zu spüren, wie behutsam, wohlwollend und beschützend diese Massage empfunden wird. Es hat vielleicht ebenso etwas erotisches, aber auch behutsames, umsorgendes, hilfreiches und wohlwollendes. Diese Mischung ist weder billig noch anzüglich, aber auch keine Physiotherapie. Wir wollen die Gesundheit und die natürliche Balance des Klienten fördern und das gelingt oftmals dadurch, dass wir unsere Aufmerksamkeit und die Nähe dieser Massage den Menschen schenken, was einen deutlichen Unterschied zu anderen Massageformen bietet.

Meines Erachtens ist es so, dass wir in Europa nicht vor unseren Massageklienten oder Lebenspartnern tanzen und lange meditieren sollten, als wären wir auf Hawaii aufgewachsen.

Daher verzichte ich gerne auf die Elemente, die wir nicht aus dem Herzen an einem Wochenende oder durch ein Buch erlernen können, sondern beschränke mich auf das, was wir leicht praktizieren können und was – wenn ich bisherigen Klienten und Kursteilnehmern glauben darf – wunderbare Wirkung erzielt, sowie Körper und Seele gleichermaßen berührt.

Sie wird auf Hawaii sicherlich anders praktiziert, als in diesem Script. Wer sie wirklich dort erleben möchte, dem sei das wirklich von Herzen ebenso gegönnt, wie auch empfohlen.

Es wird sicherlich ein schönes Erlebnis, diese Massage kennenzulernen.

Ein Gutschein eine Massage oder ein Seminar

Wenn Sie eine Lomi Lomi Nui Massage wünschen, dann vereinbaren Sie gerne einen Termin und geben Sie in meiner Praxis bitte eine Kopie der Kaufrechnung / Quittung dieses Buches auf Ihren Namen ab und Sie erhalten einmalig je Person einen Gutschein über 10 € für Ihre persönliche Lomi Lomi Nui Massage oder alternativ 20 € für ein Lomi Lomi Nui Seminar.

Dieses Angebot ist freibleibend und gilt nicht für Seminare oder Angebote anderer Leistungsträger oder Kollegen oder in Kombination mit anderen Angeboten bzw. Sonderaktionen und ist begrenzt auf sechs Monate nach dem Kauf des Buches / E-Books. Es gilt ebenso nicht für online geliehene Exemplare.

Haben Sie das Buch nach einem Lomi Lomi Nui Seminar bei mir in meiner Praxis gekauft, so können Sie die 20 € für ein anderes Seminar von mir und in meiner Praxis verwenden.

Ihr Arno Ostländer

Der Autor:

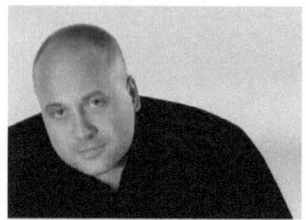

Arno Ostländer, Jahrgang 1968, ist ein aus Radio, TV und Presse bekannter Coach und Berater, der beispielsweise als Experte für Zeitungen schreibt und im TV unter anderem tätig war als Berater von Silvia Wollny (Die Wollnys - Eine schrecklich große Familie). Darüber hinaus bloggt er zu vielen interessanten Themenbereichen und ist in vielen Medien gefragter Interviewpartner.

Der Versicherungsfachwirt und frühere Vertriebstrainer hat kurz nach erreichen seines vierzigsten Lebensjahres aus einer tiefen Lebenskrise heraus sein Leben auf neue Beine gestellt. Er hat seither zahlreiche Ausbildungen absolviert und sehr viele berühmte Persönlichkeiten getroffen, mit denen er gearbeitet hat. Sein Ansatz ist hypnosystemisch, lösungsorientiert und konstruktivistisch.

Er arbeitet mit Einzelpersonen, Familien, Gruppen und Firmen im niederländischen Vaals bei Aachen.

Seite Internetseiten sind hier zu finden:

Das Paramedius Institut in Vaals
www.paramedius.com

Hypnose-Ausbildungen und Seminare
www. hypnoselernen-hypnoseausbildung.com

Quantum Rebalance
www. quantum-rebalance.com

Die persönliche Internetseite
www.arno-ostlaender.com

Titel der Originalausgabe:
Massage lernen 01 Lomi Lomi Nui Massage Script mit genauer Anleitung für die Wellnessmassage

© Paramedius B.V., vertreten durch Arno Ostländer, Vaals 2015.

Autor: Arno Ostländer

Bilder von Arno Ostländer: Brigitte Averdung-Häfner

Umschlaggestaltung und Layout: Arno Ostländer

CreateSpace Independent Publishing Plattform

ISBN- 13: 978-1508900504
ISBN-10: 1508900507

Paramedius B.V., Beemderlaan 8, 6291 GM Vaals, Nederland. Bestuurder (Director, Geschäftsführer): Arno Ostländer

www.paramedius.com

Allgemeine Hinweise

Bei gesundheitlichen Beschwerden konsultieren Sie bitte Ihren Arzt oder Heilpraktiker. Nehmen Sie Medikamente oder alle anderen (Heil-)Mittel nur nach Absprache mit einem Heilpraktiker, Arzt oder Apotheker ein. Verwenden Sie Informationen aus diesem Buch nicht als alleinige Grundlage für gesundheitsbezogene Entscheidungen. Das Buch ist eine Meinungsäußerung des Autors und seiner Co-Autoren und könnte trotz bester Absichten ganz oder teilweise falsch sein.

Ich schreibe meine Bücher aus dem Herzen. Gerne bemühe ich mich um einfache und klare Worte. Dabei habe ich bemerkt, dass ich durch zu viel Korrektur oftmals Gefahr laufe, den Inhalt durch Lektoren verändert zu sehen. Daher können kleine Fehler vorkommen, die zeigen, dass meine Bücher aus dem Herzen und nicht aus dem Kopf kommen. Das ist mir wichtig und entspricht meinem Anspruch und dem eigenen Auftrag an mich.

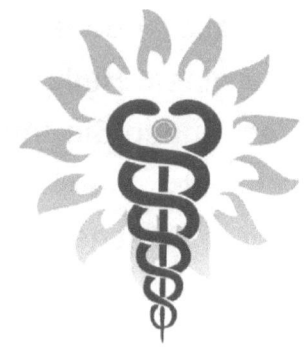

Massage lernen 01

Lomi Lomi Nui Massage

Script mit genauer Anleitung
für die Wellnessmassage

Danke an meine Klienten und Kursteilnehmern für das wundervolle Feedback. Mit eurer Hilfe konnte ich diese wunderbare Technik weiter entwickeln und das vorliegende Buch zu seiner endgültigen Form bringen. Ohne Euch wäre das nie gelungen.

„Der Weg zu allem Großen geht durch die Stille."
Friedrich Nietzsche

Vorwort und ein wenig Hintergrund

Vorwort und ein wenig Hintergrund

Im Gegensatz zu unserer westlichen Medizin und Philosophie ist auch das Hawaiianische Heilwesen – wie insbesondere die Lomi Lomi Massage – etwas, das ganzheitlich angedacht ist. Wie wir es auch aus Indien und China kennen, trennt man Körper und Seele nicht, wie wir es gewohnt sind. Die klassische (richtige) Variante des Lomi Lomi Nui arbeitet mit Körperarbeit, Tanz und Ritual. In diesem Script bzw. Buch sprechen wir diese Dinge ein wenig an, aber kümmern uns vor allem darum, diese wundervolle Massagetechnik an unsere europäischen Vorstellungen praktisch und effektiv anzupassen. Es ist sicherlich wunderbar, eine richtige Lomi Lomi Nui Massage auf Hawaii zu erleben. In diesen Genuss bin ich selbst noch nicht gekommen, aber habe mir von Freunden etliches erzählen lassen. Dies und meine eigene Ausbildung, Recherchen und viele Gespräche sowie das Feedback meiner Kollegen und Klienten haben mich diesen Praxis Ratgeber / dieses Script so entwickeln lassen, wie es meiner Meinung nach praktisch gut anwendbar ist und Körper sowie

Seele berührt. Lass dich inspirieren und finde deinen persönlichen Weg sowie die Freude an den wundervollen Berührungen.

Ich empfehle zur Ergänzung gerne meine selbst entwickelte Methode „Quantum Rebalance by Arno Ostländer", um den Prozess der Problemlösung angemessen in ähnlicher Weise zu unterstützen / weiterhin zu begleiten. Bücher und Seminarinformationen gibt es auf meinen Internetseiten.

Dieses Buch ist nach meinem März Seminar in der Volkshochschule Neuss final überarbeitet worden. Ich bedanke mich für die Hinweise und Wünsche bei meinen Seminarteilnehmern, insbesondere denen des letzten Seminars vor dem Druck.

Danke daher insbesondere an Stefanie, Nicole, Jaroslaw, Malgorzata und Laura für ihre Rückmeldungen und das schöne Wochenende.

Aachen, den 16.03.2015

Arno Ostländer

1 Vorbereitung der Massage

Im Gegensatz zu vielen anderen Massagetechniken geht es bei der Lomi darum, sich und den Klienten auf die Massage vorzubereiten. Wir besprechen mit unserem Klienten, ob es ein Problem, etwas Bedrückendes oder eine Herausforderung gibt, bei der die Lomi ihm eine Hilfestellung sein kann. Hierbei sollte ein Anamnesebogen genutzt werden, der die Situation des Klienten berücksichtig und gesundheitliche Einschränkungen, Allergien, Unverträglichkeiten sowie sonstige Einschränkungen von Seele, Körper, Beweglichkeit oder aus anderen Gründen erfasst. Hierbei sollten wir sorgsam vorgehen und uns bewusst machen, wie kompetent wir sind bzw. ob wir im vorliegenden Fall arbeiten dürfen. Aus Möglichkeiten, die vorstellbar sind oder dies im Gespräch werden, wird ein Zielgedanke bzw. Wunsch formuliert, dessen Erreichung angestrebt ist. Der Klient wird gebeten, dieses Ziel im Kopf zu behalten bzw. in seinem Herzen nachzuspüren. Es hilft hier, etwas beratenden / psychologischen Hintergrund zu haben. (Anm.: In meinen Praxisseminaren verwenden wir einen Teil der Zeit auf die entsprechende Herangehensweise.) Die

Massage soll Körper und Geist als Einheit bei der Problemgestaltung dienlich sein, ist aber dennoch nicht mit einer Therapie gleichzusetzen, da wir nicht behandeln, sondern nur die Selbstheilung des Körpers wohlwollend anregen und unterstützen. Das Ziel ist es, die 60, 90 oder am besten 120 Minuten Massage dafür zu nutzen, dass der Körper wieder in seine natürliche Balance begleitet wird und der Masseur hierbei entsprechend unterstützt, mental und körperlich. Hierzulande kombinieren viele Lomi Masseure ihre Arbeit gerne mit Reiki und / oder Quantenheilung und anderen Techniken des alternativen Heilens oder Handauflegens.

Der körperliche und seelische Stress, die gegenseitig psychosomatisch und somatopsychisch aufeinander wirken, ergänzen sich gegenseitig. Durch die Aufmerksamkeit des Masseurs und die Bewusstheit des Klienten soll ein Ausgleich möglich werden, indem Körper und Seele gesunden können, was zu einem neuen Verhalten und Leben / Erleben führen kann / soll. Wir alle wissen, dass Stress auch körperliche Verspannungen zur Folge hat und körperlicher Schmerz auch zu seelischen Belastungen führt. Das soll nicht und niemals bedeuten, dass Ärzte und andere Heilbehandler hierdurch ersetzt werden sollen. Es geht nur darum, dass viele Probleme oft nicht angegangen werden oder eine Begleitung benötigen. Wenn ein Mensch uns aufsucht, dann können wir sehr wohl die Lomi Massagetechniken anwenden, aber wir sollten unserer Verantwortung bewusst sein. Ein Mensch, der qualifizierte Hilfe benötigt, die wir zu geben nicht in der Lage sind, der sollte von uns entsprechend hierzu eingeladen / verwiesen werden. Dinge, die unsere Zulassung bzw. Möglichkeiten überschreiten, haben wir grundsätzlich abzugeben. Das, was wir unserem Klienten angedeihen lassen, sollte vor allem aus Intuition, Offenheit und Liebe bestehen.

Wenn unser Klient seine ursprünglichen Absichten während der Massage ändern möchte, dann sollten wir achtsam sein. Es kann sein, dass der Nutzen des Problems gerade in den Vordergrund kommt und unser Klient sich nicht hiervon lösen mag. Das erinnert beispielsweise an "Geh' mir weg mit deiner Lösung, sie wär' der Tod für mein Problem!" (Annett Louisan - Die Lösung) oder den Buchtitel von Dr. Gunther Schmidt „Liebesaffären zwischen Problem und Lösung. Hypnosystemisches Arbeiten in schwierigen Kontexten". Wir laufen auch gelegentlich vor einer Problemlösung weg, weil wir denken, dass wir es nicht schaffen würden, die Leere und den Verlust an Aufmerksamkeit und Zuwendung auszugleichen.

Der Klient, der sich gar nicht öffnen will, ist die Herausforderung an unsere Intuition und darf gerne eingeladen, aber nicht genervt werden. Jeder Mensch hat seine eigene Zeitspanne und braucht so lange, wie es eben sein muss, bis er sich öffnen möchte.

Unser Ziel ist es, mit dem Klienten gemeinsam an dem zu arbeiten, was ihn aus der Balance bringt und ihn zu ermutigen, nach Lösungen zu suchen. Ein Physiotherapeut löst nicht nur die akute Verspannung, er sucht auch nach Wegen der dauerhaften Lösung, die der Klient selbst umsetzt. Wenn er nicht mitarbeiten will, dann haben wir einen „Stammkunden", aber diesen zur Unmündigkeit erzogen. Ermutigen wir unseren Klienten im achtsamen Miteinander und suchen gemeinsam nach Möglichkeiten einer Lösung (ggfs. mit Verweisungen), dann kommen auch wunderbare Fortschritte zustande. Dabei auf das Tempo zu achten, ist wichtig. Zu schnell ist unangenehm und zu langsam oder gar nicht ist an dem vorbei, was unser Ziel sein sollte. Unser Ziel ist die nachhaltige Veränderung dessen, was unser Klient verändern möchte und wozu er bereit ist. Das ist nicht das, was wir meinen, was zu verändern sei. Diese Dinge können wir sicherlich auch ins Gespräch bringen, aber nur als lieb und aufrichtig gemeinten Ratschlag.

Man kann übrigens das Ziel der Massage / das Problem auf einer Skala von 0 (völlig entspannt) bis 10 (maximale Belastung) vor und nach dem Besuch festlegen lassen und bitten, Veränderungen zu protokollieren. Danach könnte man beim nächsten Besuch fragen.

2 Hawaiianische Grundprinzipien

Gehen wir kurz auf einige sprachliche Dinge und die Hawaiianischen Grundprinzipien ein. Auch wenn wir hier praktisch herangehen wollen, so sollten wir diese wichtigen Basics wissen.

„Lomi" bedeutet „drücken, kneten und reiben" oder „Berührung mit den samtenen Pfoten einer Katze" (Babytreten). Die Verdoppelung erhöht die Bedeutung um ein Vielfaches.

„Nui" bedeutet „wichtig, einzigartig, groß".

Daher geht es bei der „Lomi Lomi Nui Massage" um eine Massage, die ein einzigartiges Wohlbefinden spenden soll und dabei so sanft und liebevoll ist, wie eine uns wohlgesonnene Hauskatze.

„Aloha" bedeutet „Hallo, Auf Wiedersehen, Liebe, Dank und Mitgefühl". Alles das steckt in diesem einen Wort. „Alo" bedeutet „Erlebtes miteinander teilen" und „Oha" „Freude, Zuneigung und Freundschaft" erleben". „Ha" steht für „Erlebe Lebensenergie".

Die Hawaiianischen Grundprinzipien

1. Die Welt ist das, wofür ich sie halte.
2. Es gibt keine Grenzen.
3. Energie folgt der Aufmerksamkeit.
4. Jetzt ist der Augenblick der Macht.
5. Leben heißt, glücklich sein mit allem.
6. Alle Macht kommt von innen.
7. Wirksamkeit ist das Maß der Wahrheit.

Aus diesen Prinzipien folgen einige Annahmen / Gedanken, wie beispielsweise, dass wir unsere Wirklichkeit selbst konstruieren. Oftmals ist es nicht die Bedrohung an sich, sondern unsere Annahmen und Gedanken, die eine Bedrohung schaffen bzw. entstehen lassen. Grenzen sind nur in unseren Köpfen vorhanden, denn das Universum ist nicht so aufgebaut, dass es Grenzen gibt. Alle Dinge sind miteinander verbunden. Wenn wir es anders betrachten wollen, dann sind die Dinge nicht verbunden, sondern Alles auf dieser Welt ist dann einfach in einem schwerelosen Raum und voneinander unabhängig. Wirkliche Grenzen gibt es nur durch unsere Betrachtungsweise.

Das Jetzt ist der einzige Moment, in dem wir uns zu aller Zeit befinden. Unsere Vergangenheit ist erledigt und die Zukunft noch nicht aktuell. Hier und jetzt ist der einzige Zeitpunkt, den unser Leben kennt und in dem wir etwas angehen können. Und nur dann, wenn wir im Hier und Jetzt sind, dann sind wir glücklich und das wirklich aus tiefstem Herzen. Es gibt an sich niemals eine Bedrohung, die jetzt aktiv wäre, sondern meist ist unser Unglück eine Projektion einer erlebten Vergangenheit in eine mögliche Zukunft.

Von innen heraus, aus unserer tiefsten Stille, stammt jede Wahrheit, die wir erst dort erkennen können, wenn wir bereit sind, uns zu öffnen. Diese Wahrheit spüren wir und das, was wir mit dieser Wahrheit erreichen, wird uns bewusst, weil es stimmig ist, authentisch ist und weil es sich wahr „anfühlt". Wir alle spüren, wann etwas wahrhaftig ist, authentisch und aus dem Herzen geschieht. Daher geht es darum, diese Wahrhaftigkeit als Grundlage der aktiven Umsetzung der Stille zu nutzen, in der wir unsere wirklichen Motive erkennen.

Es gibt zudem Kraftzentren / Kraftpunkte in unserem Körper. Hier und in den vorgenannten Erklärungen ist es so, dass sich bei der chinesischen Medizin und der ayurvedische Medizin durchaus Parallelen ergeben, die nicht ganz Deckungsgleich sind, aber beeindruckend übereinstimmen. Diese Zentren auszugleichen und in Harmonie zu führen, ist einer der wesentlichen Punkte im klassischen Lomi.

Auf die Schrittfolgen, Tänze und Meditationen möchte ich hier nicht weiter eingehen, das gehört nicht zu dem, was wir uns in Europa unter einer Wellnessmassage für Körper und Seele vorstellen. Meines Erachtens ist es wichtig, dass wir ein Vorgespräch führen, bewusst werden und uns zu öffnen lernen für den Menschen, der unser Gast ist. Widmen wir diesem Menschen unsere Zeit, Offenheit und Aufmerksamkeit. Geben wir im Liebe und Nähe, ohne uns aufzudrängen und erleben wir, wie wir nach und nach besser darin werden, uns Menschen zu öffnen und zu spüren, was wann richtig und angebracht ist. Meditationen und Techniken können hier sicherlich hilfreich sein, die jeder wahrscheinlich am besten nach seiner Überzeugung ausübt.

Die Kraftpunkte und ihre Verbindungen

Wenn eine Körperseite abgeschlossen ist, dann werden deren Kraftpunkte stimuliert durch Drücken, Massage oder Kneten. Die in Verbindung stehenden Kraftpunkte können am Ende der Massage ausgeglichen werden, bis wir sie als in Balance befindlich empfinden.

Vorderseite in Rückenlage

- Scheitelpunkt (Höchster Punkt der Schädeldecke)
- Drittes Auge (zwischen den Augenbrauen)
- „Wunder Punkt" am Schlüsselbein
- Brustbeinanfang oben (Thymusareal)
- Handinnenflächen
- Sonnengeflechtspunkt (Knapp unter Bauchnabel)
- Beckenknochen
- Schambein
- Fußinnenseite

Rückseite in Bauchlage

- Anfang Halswirbelsäule
- Schulter außen
- Hüften
- Ende Steißbein Mitte
- Fußaußenseite

In Verbindung stehende Kraftpunkte

- Scheitelpunkt und Drittes Auge
- Handinnenflächen und Schultern
- Fußinnenseiten und Hüften
- Anfang Halswirbelsäule und Brustbeinanfang oben
- Steißbein und Sonnengeflechtspunkt

3 Der Umgang mit dem Klienten

Unser Klient ist ein ganz normaler Mensch und hat einen ganz normalen Körper. Egal ob Model, Hausfrau, Akademiker, Bierbauch-Inhaber, zartes Persönchen – jeder von uns wird gerne als normal angesehen und hat dies verdient. Es ist gerade bei der Lomi unser Stil, dass jeder Mensch so gut und richtig ist, wie er ist und genau diese Normalität und Akzeptanz hat jeder Mensch verdient und freut sich, wenn er sie bekommt. Menschen erleben viel zu oft, dass ihre Makel in den Vordergrund gestellt werden oder dass sie wegen ihrer Schönheit gestalkt werden. Jeder Mensch weiß vor allem ganz genau, was nicht an ihm schön ist oder was besonders herausragend ist und kennt es, dass genau das immer wieder im Mittelpunkt steht. So, wie wir uns wünschen, einfach normal zu sein, so sehnt sich auch unser Klient nach dieser Normalität und freut sich, einfach wie ein liebenswerter und einfacher Mensch mit Respekt und Achtung behandelt zu werden.

Die Achtung des Problems, mit dem unser Klient kommt oder die fehlende Bereitschaft, sich damit schon auseinanderzusetzen, sollten wir so hinnehmen, wie es ist. Jedes Problem hat einen Nutzen, den sogenannten Sekundärgewinn. Auch die Phase, sich erst nach und nach zu öffnen und erst einmal zu schauen, ob man Vertrauen zu seinem Masseur / Behandler aufbauen kann, ist vollkommen normal. Darüber hinaus ist jedes Verhalten unseres Klienten vollkommen okay – wenn wir auch mit dem nötigen, normalen Respekt behandelt werden. Ob unser Klient sich verschließt, etwas länger benötigt, schamhaft ist, Rückfragen hat, Unsicher ist oder sonst wie anders ist, als die meisten unserer Klienten, das ist vollkommen richtig. Nicht nur die Fingerabdrücke eines Menschen sind individuell. Wenn ein Mensch Zeit braucht, bis er zu sich stehen kann, dann hat das nichts mit unserer Wahrnehmung zu tun, sondern mit seiner Konditionierung und der Fähigkeit, diese verändern zu wollen. Das ist nicht ganz einfach und manchmal auch unverständlich. Das hat zumeist damit zu tun, dass wir zu wenig Information haben und diese auch nicht bekommen. Auch dies geschieht zumeist aus schamhaften Gründen. Es kann sich nach und nach legen und besser werden, wenn unser Klient Vertrauen bekommt. Dies sollten wir uns durch Respekt und Wertschätzung verdienen, denn das schafft die Wohlfühlgrundlage des Wiederkommens.

Das Ableiten von Energien oder das Lösen von Blockaden geschieht immer mehr aus einem Bewusstsein heraus, dass aus dieser Wertschätzung zwischen Klient und Masseur geboren wird und sich entwickelt. Behutsam bringen wir Veränderung in unseren Klienten und dessen Gesundheits- und Bewusstseinssystem, was uns auch eine positive Rückmeldung sichert. Hierbei ist es wichtig, dass wir auch auf uns selbst achten und nicht nur auf unseren Klienten. Wir sollten uns in der Lage fühlen, gute Arbeit zu leisten und die Energie unseres Klienten so zu verändern, dass es zu einer Steigerung seines Wohlbefindens kommt und wir miteinander in einen Gefühls-Dialog treten, der sich in einem wunderbaren Miteinander ausdrückt. Dieses Wohlbefinden hat oftmals auch etwas wirklich Sinnliches und erotisches, aber es wird dadurch nicht anstößig oder verletzt das Schamgefühl übermäßig. Die Lomi Bewegungen sind durchaus intensiv und berührend, was sicherlich auch einmal falsch verstanden werden kann, wenn sich jemand mit intensiven Berührungen nicht wohlfühlt oder diese nicht gewohnt ist. Eine Aufklärung darüber ist daher angemessen, ebenso wie ein Hinweis darauf, dass der Klient immer die Kontrolle hat und herzlich gebeten wird, immer seine Wünsche durch Gesten, Sprache oder Geräusche zu äußern. Der Körper und die Gefühle, die uns offengelegt werden, sind wertschätzend nach unseren Möglichkeiten zu behandeln. Das gilt vom ersten Moment an.

Man lässt übrigens niemals den Kontakt zum Klienten unterbrechen, außer es ist unumgänglich (frisches Öl auftragen oder ähnliches). Es ist sehr unangenehm, wenn der Kontakt abbricht und wieder hergestellt wird und sich dies auch noch öfter wiederholt.

4 Einen Raum einrichten bzw. mobil massieren

Sich wohlfühlen ist einfacher, wenn die Umgebung stimmt. Das geht uns so und unseren Klienten. Der Raum sollte gut temperiert sein, gerne richtig gut warm. Im Winter hilft eine Heizdecke auf der Massageliege zusätzlich. Auch das Öl, das wir verwenden, kann in einer Babyflasche erwärmt werden.

Wichtig ist auch, eine schöne Umgebung, die gerne mit Pflanzen, schönem Holz und entsprechender Deko ausgestattet sein sollte. Hier zu viel aus dem Ein Euro Laden des Vertrauens zu verwenden, ist nicht angemessen. Es braucht schon etwas an Wellness-Hingucker wie einen Sonnengong, ein fließendes Wasser oder etwas anderes an besonderer Deko. Bambus und grüne Flächen bzw. Pflanzen werden erwartet, ebenso wie vielleicht Muscheln, Sand, Glas und natürliche Dekorationen.

Ein angenehmer Duft (Räucherwerk, Duftöle ...), schönes Licht (nicht zu hell), entsprechende Umkleide- und Reinigungsmöglichkeiten

(Bad/Dusche) sind gut und Taschentücher sollten bereitliegen. Einmal-Unterwäsche kann ebenso ratsam sein, Handtücher und eine Decke gehören ebenso dazu.

Es gibt fertige Ölmischungen, aber auch Kokosöle und die Möglichkeit, Ätherische Öle sowie Kräuter einem Öl beizumischen. Hier ist auf Allergien und Unverträglichkeiten sowie Vorlieben zu achten. Das Wohlbefinden des Klienten ist wichtiger als ein Script, Lehrbuch oder die eigenen Vorlieben.

Die Massageliege sollte ausreichend hoch sein und der Klient vielleicht einen Tritt angeboten bekommen, damit er leichter auf die Liege kommt.

Wenn wir mobil massieren, sollten wir entsprechend auswählen, was gut transportabel ist und besser auch das mitbringen, was wir vorzufinden erwarten. Manchmal ist ein Lebenspartner ausgezogen, ein Hotel schlecht ausgestattet oder unser Klient hat einfach nicht da, was wir erwarten. Ich empfehle gerne, mit eigenen Sachen zu arbeiten bzw. sie zumindest im Auto zu haben. Massageliege, Öl, eine kleine schöne Lampe oder etwas andere mobile Deko ist schön. Handtuch, Taschentücher, Decke, Knierolle,

Kopfstütze und Kissen sollte immer vorhanden sein. Wichtig ist auch, ein möglichst antiallergenes Öl anbieten zu können und vielleicht auch mobil die Einmal-Unterwäsche.

Übrigens: Vor der Massage sollten Masseur und Klient idealerweise die Toilette besuchen, denn eine bis zwei Stunden gehen nicht spurlos an uns vorüber.

5 Der Ablauf der Massage

Wenn das Vorgespräch abgeschlossen ist, sollten Behandler und Klient vielleicht noch einen Moment in sich selbst kehren und ggfs. die Toilette aufsuchen. Der Masseur kann sich umziehen (falls erforderlich), während der Klient sich auf die Massageliege begibt. Dies sollte unbekleidet geschehen bis auf die Unterhose. Die Brustwarzen in Rückenlage durch ein kleines Handtuch abzudecken kann sinnvoll sein, aber auch unangenehm. Das soll eine Klientin in eigenem Ermessen entscheiden und diese Entscheidung auch selbst ändern dürfen, wenn ihr danach ist. Begonnen wird so, dass der Klient in Bauchlage liegt und sich mit dem Kopf in der Öffnung der Liege befindet. Nun sollten wir Musik und Licht anpassen bzw. einschalten und entsprechend korrigieren.

Die Musik, die wir auswählen, kann hawaiianisch sein oder eine andere Richtung entspannender oder meditativer Musik sein, wie beispielsweise Mantren oder es kann etwas klassisch angehauchtes sein, wie beispielsweise „Kitaro".

Die Geschwindigkeit von Musik und Massage muss dabei nicht synchron sein. Wir sollten nicht versucht sein, uns der Musik anzupassen, denn unser Klient ist wichtig, nicht irgendein Takt.

5 Der Ablauf der Massage

Beachten: Bei jeder neuen Körperpartie auf Öl achten und Hände zur Kontaktaufnahme / Einleitung kurz auflegen und ruhen lassen.

5/1 Vorbereitung und Beginn in Bauchlage

Es sollte alles vorbereitet sein und ggfs. die Liege mit etwas Öl versehen sein, was uns die Massage einfacher macht. Ein Tuch auf der Liege kann meist den gleichen Effekt erzielen. Wir bitten nun unseren Klienten darum, Schmuck und Kleidung abzulegen, sich auszuziehen und auf der Liege Platz zu nehmen, so dass er auf dem Bauch liegt und den Kopf idealerweise in der hierfür vorgesehenen Öffnung lagert.

In dieser Zeit kannst du dich entsprechend so anziehen, dass du die Arme bis oben hin unbekleidet hast und dann öle Hände und auch die Arme ein.

Wir decken unseren Klienten trotz warmem Öl und angenehm hoher Raumtemperatur immer so weit zu, dass die aktuell unbearbeiteten Bereiche mit der Decke geschützt sind. Das verringert das Schamgefühl und hält die Wärme.

Am Fußende sollte das Massageöl positioniert sein, wo es am wenigsten stört bzw. in direkter Nähe der Liege.

Nun richte bitte Arme (anwinkeln) und Beine (leicht spreizen) des Klienten aus und frage ihn, ob er bereit ist, seine alten Muster loszulassen und Veränderung in seinem Leben willkommen zu heißen. Bitte ihn bei Bestätigung, dass er seinen Fokus auf das Ergebnis richtet, auf das er sich wünscht.

Gehe jetzt in dich und verbinde dich mit deiner Energie, indem du dich fokussierst, dein Gebet sprichst oder andere Dinge unternimmst, die dich auf das bewusste arbeiten einstimmen.

5/2 Rücken

Wir massieren den Hinterkopf noch ohne Öl diesen mit den Fingerspitzen, damit wir nicht die Frisur zerstören könnenx.

Winkele die Arme nochmals an und richte sie entsprechend aus.

Öle den Rücken ein und streiche ihn zunächst hinter dem Klienten stehend nach und nach aus. Du gehst an beiden Seiten dabei gleichzeitig mit Händen und Unterarmen bis kur von das Gesäß und an den Armen wieder hoch.

Anschließend massieren wir mit den Fäusten die Hals-/Schulterpartie, massiere nun die Schulter mit schwimmenden Bewegungen (in etwa wie das Brustschwimmen), putze die „Flügelchen", indem du die Schulterblätter sanft streichst und streiche die gesamte Partie danach aus. Das geht offen oder mit einer Faust.

Jetzt streichen wir wieder den Rücken aus.

Es kann vor dem nächsten Schritt sinnvoll sein, die Unterhose herunterzuziehen oder mit einem Tuch zu versehen bzw. zu entfernen, falls dies in Ordnung ist.

Nun bewegen wir die Arme, als würden wir ein Baby wiegen und streichen den Rücken vom Kopf bis zum Gesäß auf beiden Seiten neben der Wirbelsäule komplett aus. Dies können wir mehrfach durchführen und die Seiten wechseln. Dabei wechseln wir zwischen langsam mit höherem Druck und schneller mit weniger Druck. Besonders an den Schulterblättern und an den Hüftknochen sollten wir vorsichtig sein. Das Gesäß massieren wir immer jeweils kreisend kräftig mit dem Unterarm. Insgesamt gehen wir immer von den Schultern bis zum Gesäß. Hierbei kann man nicht immer die Arme ineinander verschränken, aber bleibt mit beiden Armen und Händen aktiv und streicht mit dem nicht massierenden Arm sanft über die jeweils andere Körperregion, damit dem Klienten ein wohliges Gefühl gegeben wird und die Massage deswegen eben möglichst großflächig ausgeübt wird.

Nun streichen wir wie mit Katzenpfötchen über den Rücken – Reihe für Reihe auf beiden Seiten. Das ist ein sehr angenehmes und wohliges Gefühl. Wir können neben der Wirbelsäule beginnen und arbeiten mit drei bis vier Reihen je Rückenseite. Dies ist auch mit den Handballen möglich und kann gerade im Gesäßbereich auch mit den Ellenbogen ausgeführt werden, je nachdem was dem Klienten angenehm ist.

Im Falle von Verhärtungen werden an diesen Stellen feste und langsame Bewegungen ausgeübt und dann zum Ableiten der Blockaden schnelle, leichte Bewegungen. Nun noch einmal mit Schwimmbewegungen nach innen und außen die Energien verteilen.

Rücken erneut ausstreichen.

Jetzt führen wir mit beiden Armen die Bewegung einer liegenden Acht auf dem Rücken aus.

Nun surfen wir entlang der Wirbelsäule und legen besonders viel Aufmerksamkeit auf Steißbein und Kreuzbein, was sehr häufig verbunden ist mit Schmerzen und Angst (siehe 1. Chakra in anderen Lehren). Dies kann dort festsitzende Blockaden zu lösen helfen.

Wir können hier auch den unteren Rücken / das Gesäß mit der einen Hand halten und die Wirbelsäule in diese Richtung mit Zeige- und Mittelfinger umfahren. In Gegenrichtung halten wir eine Hand auf der Schulter- / Nackenpartie und fahren vom Steiß aus mit zwei Fingern nach oben.

Rücken erneut ausstreichen.

5/3 Arme und Hände

Erster Arm

Nimm einen Arm und dehne und strecke ihn seitlich. Lasse ihn herunterhängen und massiere zuerst den Oberarm, dann den Unterarm incl. der Schulter und des Ellenbogens.

Nun Arm auf die Liege legen und sanft weiter massieren.

Jetzt zu den Händen gehen, strecken, dehnen, durchkneten und die Finger dehnen, strecken und kreisen lassen und auch die Häutchen zwischen den Fingern einschließen.

Nun den Arm anwinkeln, während ein Arm von uns sich auf der Liege befindet und das hervortretende Schulterblatt sanft massieren.

Zweiter Arm

Nimm einen Arm und dehne und strecke ihn seitlich. Lasse ihn herunterhängen und massiere zuerst den Oberarm, dann den Unterarm incl. der Schulter und des Ellenbogens.

Nun Arm auf die Liege legen und sanft weiter massieren.

Jetzt zu den Händen gehen, strecken, dehnen, durchkneten und die Finger dehnen, strecken und kreisen lassen und auch die Häutchen zwischen den Fingern einschließen.

Nun den Arm anwinkeln, während ein Arm von uns sich auf der Liege befindet und das hervortretende Schulterblatt sanft massieren.

Danach den Oberkörper noch einmal sanft ausstreichen.

5/4 Beine und Füße

Erst die Beine einölen und dann die Beine abwechselnd massieren.

Erstes Bein

Das Bein (wenn möglich auf der Schulter ablegen) zuerst am Oberschenkel und dann am Unterschenkel mit beiden Armen gleichzeitig massieren. Dann das Bein auf die Liege legen und sanft strecken.

Nun den Fuß massieren und die Zehen bewegen. Hebe den Fuß leicht an und spreize die Zehen ab, zupfe sie, ziehe sie und drehe sie im Kreis. Nun alle Zehen gemeinsam nach oben und unten biegen. Jetzt die Fußsohlen mit Fingerspitzen und Daumenballen kreisförmig massieren.

Jetzt vom Fuß zu den Knöcheln weiter vorarbeiten und die Beine ausstreichen und massieren (Babywiegen und Streichungen). Danach die Gelenke sanft dehnen, erst langsam und dann etwas schneller sowie leichter. Zuerst Knöchel, dann das Knie und nun noch die Hüfte.

Zweites Bein

Das Bein (wenn möglich auf der Schulter ablegen) zuerst am Oberschenkel und dann am Unterschenkel mit beiden Armen gleichzeitig massieren. Dann das Bein auf die Liege legen und sanft strecken.

Nun den Fuß massieren und die Zehen bewegen. Hebe den Fuß leicht an und spreize die Zehen ab, zupfe sie, ziehe sie und drehe sie im Kreis. Nun alle Zehen gemeinsam nach oben und unten biegen.

Jetzt die Fußsohlen mit Fingerspitzen und Daumenballen kreisförmig massieren.

Jetzt vom Fuß zu den Knöcheln weiter vorarbeiten und die Beine ausstreichen und massieren (Babywiegen und Streichungen). Danach die Gelenke sanft dehnen, erst langsam und dann etwas schneller. Zuerst Knöchel, dann das Knie und nun noch die Hüfte.

Jetzt drücken wir die Kraftpunkte der hinteren Körperseite leicht.

Nun die gesamte Beinpartie nochmals ausstreichen und dann die gesamte Rückenpartie ausstreichen und den Klienten etwas ruhen lassen. Dabei kann man gerne den Körperkontakt zum Rücken halten, um das wohlige Gefühl zu bewahren, wenn es angenehm ist.

Achtung: Jetzt den Klienten bitten, sich umzudrehen.

5/5 Beginn in Rückenlage

Der Klient wir noch einmal an das Ziel der Massage erinnert und der Körper eingeölt.

Die Brustwarzen werden nie berührt. Ob eine Frau möchte, dass ihr Brustbereich massiert wird, entscheidet sie selbst. Wenn nicht, dann leiten wir einen Teil unserer Gedanken während der Massage dorthin und umfahren sie sehr vorsichtig. Auf der Vorderseite treten auch im Bauchraum gelegentlich Schamgefühle auf. Diese sind in jedem Fall zu respektieren und nicht gewünschte Bereiche werden nur „mental massiert".

Die Hände werden mit angewinkelten Armen unter den Po geschoben.

Wir beginnen mit sanften Streichungen über die gesamte Körperseite wie beim Brustschwimmen, die für uns die Vergangenheit darstellt. Nach dem Oberkörper streichen wir die Beine sanft aus.

Nun befreien wir uns von dem Öl für das Gesicht!

5/6 Kopf, Hals und Nacken

Am Kopf arbeiten wir ohne Öl!

Wir beginnen mit einer Kopfmassage mit den Fingerspitzen beim Friseur.

Nun mit langsam kreisenden Bewegungen sehr sanft vom Kinn an mit beiden Händen nach außen und immer weiter nach oben gehend massieren – Reihe für Reihe bis zur Stirn.

Dabei beginnen wir so, dass wir unsere Hände so aufsetzen, dass unsere Mittelfinger am Kinn in der Mitte sind und drei Kreise ausführen und dann nach unten ableiten. Wir sind gerade hier sehr sehr sanft. Nachdem wir so das ganze Gesicht durcharbeiten streichen wir an der Seite aus.

Nun nehmen wir einige Akupunkturpunkte und drücken sie sanft eine klurze Zeit (Mund, Nase, Jochbein, neben dem Auge). Danach massieren wir in Form einer liegenden 8 auf den Schläfen.

Nun werden Ohren und Ohrläppchen sanft geknetet.

Danach behandeln wir den Nacken mit Griff von oben und unseren Fäusten.

Als Abschluss wird der Kopf leicht in Form einer liegenden Acht bewegt.

5/7 Brust

Hier sind wir natürlich sehr sensibel, nicht nur bei weiblichen Klienten.

Zuerst nehmen wir Kontakt auf und legen unsere Hand sanft in den Brustbereich.

In Schwimmbewegungen arbeiten wir uns vom Hals in der Mitte mit beiden Händen sanft nach unten und an den Seiten / Armen wieder nach oben.

Nun massieren wir so, dass wir diese Bewegung einseitig durchführen und die Schulter mit der anderen Seite massieren.

Verspannungen werden nun sanft zu den Seiten ausgestrichen.

Nun surfen wir mit beiden Händen abwechselnd das Brustbein hinunter, danach wird der Brustkorb ausgestrichen.

Nun werden die Rippenbögen je Seite ausgestrichten.

Nun noch einmal sanft mit den Schwimmbewegungen ausstreichen.

5/8 Bauch

Wir führen in Darmflussrichtung (dagegen führt zu Verstopfungen) kreisende Bewegungen aus und anschließend ziehen wir an den Seiten mit der gegenüberliegenden Hand nach oben.

5/9 Arme und Hände

Nacheinander arbeiten wir so mit beiden Armen und Händen.

Erster Arm

Zuerst wollen wir den Arm leicht an schaukeln und nach oben heben. Nun ganz einfach den Arm surfend massieren und ausstreichen, ähnlich auch dem Babywiegen bzw. der Surfbewegung.

Jetzt lassen wir den Ellenbogen und das Handgelenk leicht kreisen.

Nun die Hand massieren mit der Faust und dann sanft ausstreichen.

Finger kreisen, zupfen, ziehen und dehnen.

Bei den Händen und Füßen gehen wir so vor, wie bei den Füßen und Zehen.

Dann den Arm nach außen und gegenüber dehnen und wieder zurücklegen.

Zweiter Arm

Zuerst wollen wir den Arm leicht an schaukeln und nach oben heben. Nun ganz einfach den Arm surfend massieren und ausstreichen, ähnlich auch dem Babywiegen.

Jetzt lassen wir den Ellenbogen und das Handgelenk leicht kreisen.

Nun die Hand massieren mit der Faust und dann sanft ausstreichen.

Finger kreisen, zupfen, ziehen und dehnen.

Bei den Händen und Füßen gehen wir so vor, wie bei den Füßen und Zehen.

Dann den Arm nach außen und gegenüber dehnen und wieder zurücklegen.

5/10 Beine:

Bitte wieder die Beine einölen bzw. das Öl kontrollieren.

Erstes Bein

Zuerst entlang der Oberschenkel kräftig surfen und das Schienbein nur sanft streichen, da es sonst schnell schmerzhaft wird.

Anschließend mit den Daumenkuppen und Fingerspitzen in Vertiefungen rund um das Knie ganz leicht eindringen und sanft massieren.

Jetzt die Knie anwinkeln und dann Oberschenkel / Unterschenkel mit beiden Armen / Händen massieren (ggfs. das Knie dabei über die Schulter legen).

Die Beine nun sehr sanft dehnen, immer erst langsam und kräftiger und dann sanfter und schneller

Zweites Bein

Zuerst entlang der Oberschenkel kräftig surfen und das Schienbein nur sanft streichen, da es sonst schnell schmerzhaft wird.

Anschließend mit den Daumenkuppen und Fingerspitzen in Vertiefungen rund um das Knie ganz leicht eindringen und sanft massieren.

Jetzt die Knie anwinkeln und dann Oberschenkel / Unterschenkel mit beiden Armen / Händen massieren (ggfs. das Knie dabei über die Schulter legen).

Die Beine nun sehr sanft dehnen, immer erst langsam und kräftiger und dann sanfter und schneller.

Erstes Bein

Zuerst den Fuß nach oben drücken.

Jetzt das ganze Bein soweit es geht nach oben drücken / bewegen.

Jetzt das Knie nach oben drücken und das Gesäß dabei massieren.

Jetzt das Bein zum anderen Bein hin dehnen.

Nun streichen wir die gesamte Vorderseite noch einmal aus.

Jetzt drücken wir die Kraftpunkte der Vorderseite leicht.

Nun helfen wir unserem Klienten dabei, das Öl zu entfernen.

Im Abschlussgespräch besprechen wir nochmals, ob unsere Ziele erreicht wurden und wie sich der Klient fühlt. Wir bedanken uns für das Vertrauen und schauen, ob wir anderweitig weiter arbeiten wollen oder einen neuen Termin vereinbaren.

6 Anmerkungen zu wichtigen Elementen der Massage

Die Aura bearbeiten

Zuerst kümmern wir uns um die Aura mit sanften Streicherungen auf der Oberfläche der zu behandelnden Körperseite, der Haut und / oder knapp darüber. Dies soll die Aura stimulieren und hier sitzende Blockaden auflösen. Wir gehen in unsere liebste Meditation und gehen so tief in unser Bewusstsein, wie es uns möglich ist. Am liebsten nutze ich die Techniken aus dem Bereich der Quantenheilung und des Reiki. Ich merke, dass es mir und meinen Klienten besonders gut bekommt. Jede andere Form der Meditation und Heilbehandlung kann ebenso gut passen, wie beispielsweise das Reiki. Es geht darum, dass wir unsere Energie fließen lassen und diese zuerst uns und dann unserem Klienten zukommen lassen. Es mag sein, dass dies gerade am Anfang ungewohntes Terrain ist, aber das wird sich geben, wenn du dich öffnen kannst. Es wird immer schöner und angenehmer, wenn wir uns bereit machen für den Prozess, Menschen wertschätzend zu helfen, indem wir der Kanal der tiefen Wahrnehmung sind, der sich verbindet.

Achtsamkeit

Es ist wichtig, dass wir uns nur unserem Klienten widmen und dem, was sich durch die Arbeit mit ihm entwickelt / ergibt. Unsere Gedanken zu leeren und sich nicht auf die eigenen Dinge zu fokussieren, sollte uns so gut wie möglich gelingen. Das ist übrigens etwas, das uns in allen Bereichen des Lebens von Nutzen sein wird. Achtsamkeit bedeutet zu essen, wenn wir essen und sich einem Gesprächspartner zu öffnen, ohne dauernd das Smartphone anzusehen. Es bedeutet auch, Freizeit wirklich frei zu erleben und sich bei der Arbeit voll und ganz dieser zu widmen. Macht uns einer dieser Bereiche nicht glücklich, dann sollten wir eine Änderung herbeiführen, an welcher Stelle auch immer. Unsere Achtsamkeit ist das Geschenk, das wir uns und unserem Umwelt bereiten können. Es wird sicherlich gerne angenommen und nach und nach erwidert, da es als besonders erlebt wird.

Blockadenlösung

Alle Gliedmaßen wollen wir leicht schütteln, damit wir spüren, wo Ungleichgewichte und Blockaden sitzen. Ein Widerstand der Gelenke bzw. eine mangelnde Flexibilität deuten auf festsitzende Meinungen und Überzeugungen hin. In beiden Fällen sollte man nicht unsanft vorgehen, sondern mit sanfter und wohlwollender Bewegung Schritt für Schritt arbeiten. Es geht nicht, dass wir hier mit mehr als sanfter Einladung arbeiten, denn wir wollen unserem Klienten das Wohlgefühl der neuen Möglichkeiten nach und nach geben. Zu viel und zu schnell wird schwierig und führt zu einem schlimmen Gefühl des Unwohlseins sowie der Ablehnung.

Wenn wir tiefsitzende Verspannungen oder Schmerzen spüren oder berichtet bekommen, dann haben wir zum einen die Verantwortung zu schauen, was wir rechtlich dürfen (Wellness bzw. Heilbehandlung) und was wir im Lomi wollen. Für uns ist es wichtig, dass wir intuitiv behandeln und nicht wie ein Physiotherapeut, der den entsprechenden Gegendruck nutzt. Wir wollen bewusst sehr sanft auf der eher seelischen Ebene arbeiten.

Energie ein- und ausleiten

Ich habe im klassischen Lomi etwas anderes kennengelernt, aber ich möchte meine Variante vorstellen, die mir einfacher scheint und die bei den Massagen besser ankam, da die Teilnehmer es besser verarbeiten konnten. Wenn ich meine, dass ich Energie an einen Punkt leiten möchte, dann öffne ich den höchsten Punkt meiner Schädeldecke (auch bekannt als 7. bzw. Kronen- oder Scheitelchakra bekannt), um dort die Energie entgegenzunehmen und knete dann ein wenig zu dem betroffenen Punkt hin. Wenn ich Energie ausleiten möchte, dann streiche ich die vorhandene Energie auf bzw. aus und stelle mir vor, dass ich sie nach außen weg von uns beiden gebe. Während dieser „Regulierung es Energieniveaus" ist es wichtig, sich gedanklich um entsprechende Balance zu bemühen, denn wir wollen nichts aufladen oder entleeren, sondern den Klienten ausbalancieren oder ihm dies ermöglichen.

Eine neue Körperpartie

Wir beginnen bei jeder Körperpartie zunächst erst einmal mit der sanften Erkundung des Bereiches. Danach werden wir intensiver und anschließend wieder sanft. Wie viele Durchgänge wir benötigen ist nicht wichtig oder sollte vom Script vorgegeben sein. Gib dir die Chance, selbst offen zu werden und die Zahl der Durchgänge an den Klienten, dessen Situation und die jeweilige Körperpartie anzupassen. Selbst die besten Masseure können unterschiedlich empfinden und etwas anderes als sinnvoll und passend erachten, ohne dass es schlechter oder besser wäre. Manchmal ist die Harmonie bzw. Schwingung zweier Menschen einfach anders und beides kann passend sein. (Daher lege ich bei meinen Seminaren Wert darauf, dass die angehenden Masseure sich frei fühlen, die eigene Entwicklung zu finden.)

Zwei Masseure

Wenn zwei Behandler gemeinsam arbeiten, dann sollten sie dies geübt haben. Hier sollte dann ein Behandler die Beine und ein Behandler den

Oberkörper behandeln. Man kann dies dann verändern oder beibehalten, was man absprechen sollte. Wichtig ist, dass auch die Massageliege entsprechend der Höhe der Masseure eingestellt ist. Eine ähnliche Körpergröße und Sympathie ist sehr wichtig, um harmonisch miteinander zu arbeiten und dem Klienten ein Wohlgefühl zu bereiten.

7 Lomi Lomi Nui Kurzanleitung

Hinweis: Bei jeder neuen Körperpartie zu Beginn erst sanft berühren (Kontakt aufnehmen) und am Ende ausstreichen.

Beginn in Bauchlage / Vorbereitung:

- Raum vorbereiten
- Öl bereitstellen
- Toilettenbesuche

Vorgespräch / Zielvorstellung besprechen

Musik einschalten und Raumlicht anpassen

Klient entkleidet sich und nimmt in Bauchlage Platz / Masseur zieht sich ggfs. währenddessen um

- Arme und Beine des Klienten ausrichten
- Frage, ob Bereitschaft besteht, alte Muster loszulassen und Veränderung im Leben willkommen ist
- Bitte, Fokus auf das Ergebnis zu richten

Selbst mit der eigenen Energie verbinden / Gebet

Fingermassage Hinterkopf noch ohne Öl.

Rücken:

- Arme anwinkeln und den Rücken einölen
- Mit beiden Armen den Rücken herunter und an den Armen des Klienten rauf ausstreichen
- Schulterpartie mit den Fäusten und ausstreichen, Schulterschwimmen und Flügelchen putzen
- Nochmals Rücken ausstreichen
- Babywiegen, Katzenpfötchen und Verhärtungen lösen
- Schwimmbewegungen
- Rücken ausstreichen
- Liegende Acht
- Surfen, Zweifinger-Griff (n oben n unten) bis zur unteren Wirbelsäule
- Rücken ausstreichen

Arme und Hände:

Arme nochmals einölen

Erster Arm / Zweiter Arm

- Arm seitlich dehnen und strecken
- Hängend massieren, erst Oberarm, dann Unterarm
- Auf der Liege weiter massieren
- Handmassage
- Arm anwinkeln und Schulterblatt massieren

Danach den Oberkörper sanft ausstreichen.

Beine und Füße:

Beine einölen.

Erstes Bein / zweites Bein

- (Auf der Schulter abgelegt) Ober- und Unterschenkel nacheinander gleichzeitig massieren.
- Bein sanft auf der Liege strecken
- Fuß massieren und Zehen bewegen, kreisen, zupfen und streichen

- Fußsohlen mit Fingerspitzen und Daumen kreisförmig ausstreichen
- Fuß bis Knöchel und weiter ausstreichen und massieren.
- Langsam Gelenke dehnen (erst sanft dann schnell und leicht) . Zuerst Knöchel, dann das Knie und nun noch die Hüfte.

Kraftpunkte drücken

Gesamte Beinpartie nochmals ausstreichen
Gesamte Rückenpartie ausstreichen
Den Klienten etwas ruhen lassen (mit Körperkontakt).

Ende der Rückseite – Klienten umdrehen lassen.

Zweiter Teil – Rückenlage

- Körper einölen und zu massierende Bereiche klären (Bauch / Brüste).
- Hände unter den Po schieben.
- Sanfte Streichungen über die ganze Körperseite wie Brustschwimmen vom Oberkörper aus, dann Beine ausstreichen.

Brust:

- Schwimmbewegungen
- Eine Hand schwimmt, eine massiert die Schulter
- Verspannungen zu den Seiten ausstreichen
- Abwechselndes Brustbein Surfen
- Brustkorb ausstreichen
- Rippenbögen ausstreichen
- Schwimmend ausstreichen

Bauch:

Kreisende Bewegungen in Darmrichtung und ziehen an den Seiten

Arme und Hände:

Erster Arm / Zweiter Arm

- Arme leicht an schaukeln und nach oben heben.
- Surfend den Arm massieren und ausstreichen.
- Ellenbogen und Handgelenk leicht kreisen.
- Hände massieren mit Faust und ausstreichen.
- Finger kreisen, zupfen, ziehen und dehnen.
- Arm nach außen und gegenüber dehnen und wieder zurücklegen.

Beine:

Beine einölen.

Erstes Bein / zweites Bein

- Oberschenkel kräftig surfen
- Schienbein sanft streichen
- Daumenkuppen und Fingerspitzen in Vertiefungen rund um das Knie

- Knie anwinkeln und dann Oberschenkel / Unterschenkel massieren (ggfs. über die Schulter legen)

Beine nun sehr sanft dehnen, immer erst langsam und kräftiger und dann sanfter und schneller

Erstes Bein / zweites Bein

- Füße nach oben drücken
- Ganzes Bein nach oben drücken
- Knie nach oben drücken und Gesäß massieren
- Bein zum anderen Bein hin dehnen

Ausstreichen der kompletten Vorderseite

Kraftpunkte drücken

Kopf, Hals und Nacken OHNE ÖL!:

- Friseurmassage
- Kreisen im Gesicht und ausstreichen
- Akupunkturpunkte drücken (Mund, Nase, Jochbein, neben dem Auge)
- liegende 8 auf den Schläfen massieren
- Ohren und Ohrläppchen kneten
- Nackengriff und Fäuste
- Kopf wie liegende Acht drehen

Öl entfernen

Kraftpunkte ausbalancieren

Abschlussgespräch

Literaturempfehlung

Wer mehr Interesse hat, dem sei empfohlen, den Hintergrund der Massage kennenzulernen, indem er das erste weltweit erschienene Buch hierzu erwirbt, das mehr Wert auf Hintergründe und Rituale legt, als es hier in diesem Script der Fall ist:

Klaus Assmann „Lomi Lomi Nui – Die Tempelmassage aus Hawaii", erschienen im Aurum Verlag.

Obwohl ich selbst mehrere Ausbildungen habe, so habe auch ich dieses Buch verwendet, um bei Unklarheiten nachzuschauen, was ich als Empfehlung tendenziell eher verwenden möchte. Insofern ist es gleichzeitig eine Empfehlung an weitergehend interessierte Menschen und eine Quellenangabe.

Weitere einschlägige Literatur ist nicht bekannt und wurde nicht zugrunde gelegt oder verwendet.

Andere Bücher von Arno Ostländer, alle erhältlich beim Autor und bei Amazon:

Endlich bei mir angekommen
Das Lese- und Übungsbuch für alle Menschen, die sich auf den Weg zu ihrem eigenen erfüllten Leben voller Liebe machen möchten!

Ganz einfach vegan
Vegane Ernährung ganz simpel erklärt mit 99 Fakten und Basics zum Einsteigen, Verstehen und Umdenken für Alle sowie einige schnelle und einfache vegane Rezepte mit Suchtfaktor.

Rheinischer Buddhismus des 21. Jahrhunderts
(Das kölsche bzw. rheinische Grundgesetz, als Grundlage eines neuen und erfüllten Lebens. / Läve verstonn nohm Kölsche Jrundjesetz

Frei von Stress, Schmerzen, Angst und Selbstzweifeln in zehn Schritten Handbuch zur Selbsthilfe und Behandlung von Klienten mit Quantenheilung und Meditation.

Hypnose lernen 01 Skript und Lehrbuch zum Hypnose Basis Seminar
Hypnose lernen ohne Vorkenntnisse. Alle Inhalte einer Hypnose Basis Ausbildung schriftlich mit Mustertexten.

Wie kann ich wieder lieben lernen?

In verständlichen Worten wird anschaulich und klar Mut für einen Neuanfang geschaffen, der gelingen kann. Dabei werden Stolperfallen, Illusionen und Fallstricke klar angesprochen und Wege aufgezeigt, sie zu umgehen.

Die Liebe lohnt sich immer und sie ist für jeden von uns möglich, wenn wir Anfangen, sie in unser Leben zu lassen.

Euer Glück kotzt mich an!

Warum es Dich schmerzt, wenn andere Menschen glücklich sind und von Deinem Weg zum eigenen Glück und zur Liebe in Dir!

Wir sind frustriert, weil diese blöden Menschen doch alle so viel glücklicher sind als wir. Es könnte so schön sein, aber wir stehen uns selbst und dem eigenen Glück im Weg, wohingegen es anderen Menschen scheinbar gut geht. So ist es nicht und wir haben die Chance, unser Leben zu verändern. Diese kleine schriftliche Anleitung zum eigenen Glück kann eine gute Hilfe sein, das Leben als Opfer zu beenden und das eigene Glück zu erfahren, das zum neuen Lebenskonzept wird und viel Freude bereitet.

Ab jetzt l(i)ebe ich mich selbst

Wir haben gelernt, uns zu verbiegen und leben eine Existenz, die man uns vorschreibt, gefangen in Ängsten und Zwängen. Arno Ostländer schreibt in klarer und oftmals provokanter, aber auch einfühlsamer Art über uns prägende Erfahrungen und die Möglichkeiten, die eigene Persönlichkeit zu entwickeln. In deutlichen Worten erkennen wir uns selbst, finden zu unseren eigenen und wahren Werten und lernen, uns selbst zu leben und den Mut zum eigenen Leben zu finden. Es ist möglich, zu einer eigenen Persönlichkeit zu finden und frei zu leben, wenn man den Mut hat, den einfachen Schritten des Buches zu folgen.

10 Kurzanleitungen zu Meditation und Achtsamkeit

Meditation, Achtsamkeitsübungen, Autogenes Training, progressive Muskelentspannung ... Es gibt so viele Möglichkeiten der Entspannung. Daher nun hier ein kleiner und kompakter Ratgeber mit vielen Tipps, den wichtigsten Techniken, aber auch vielen weiteren Möglichkeiten inkl. Klang- und Duftreisen, Atemmeditation und Quanten-Meditation.

Quantum Rebalance by Arno Ostländer

Fragen und Antworten auf dem Weg zur Rückverbindung mit unserer natürlichen Lebens-Balance und dem wirklichen Selbst in uns.

Quantum Rebalance wurde entwickelt durch Arno Ostländer von 2009 bis 2014. Das Ziel der Methode ist es, mit Hilfe der Quantenheilung und anderer integrierter Techniken (u.a. Imaginative Traumatherapie, Lösungsfokussierte Kurztherapie, Positive Psychologie, Reiki, NLP, Systemische Beratung und Therapie, Vertriebs- und Verkaufspsychologie, Entspannung, Meditation, Ayurveda, buddhistische sowie christliche Elemente, Achtsamkeitsübungen u.v.m.) den gesamten Organismus auf einfache Weise mit simplen Übungen und Überlegungen wieder in die ursprüngliche Balance zu bringen, in der wir alle das Licht der Welt erblickten. Es geht nicht darum, einzelne Probleme zu lösen, zu therapieren oder bestimmte Ziele zu verfolgen, sondern um das Leben in seiner natürlichen Art und Weise.

Über den Autor

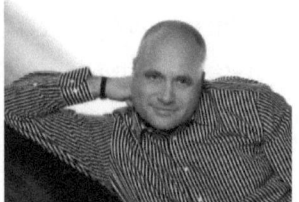

Arno Ostländer, Jahrgang 1968, ist ein aus Radio, TV und Presse bekannter Coach und Berater, der beispielsweise als Experte für die Aachener Zeitung und Aachener Nachrichten schreibt. Er war im TV unter anderem tätig als Berater von Silvia Wollny (Die Wollnys - Eine schrecklich große Familie). Darüber hinaus bloggt er zu vielen interessanten Themenbereichen und ist in vielen Medien gefragter Interviewpartner.

Der Versicherungsfachwirt und frühere Vertriebstrainer hat kurz nach erreichen seines vierzigsten Lebensjahres aus einer tiefen Lebenskrise heraus sein Leben auf neue Beine gestellt. Er hat seither zahlreiche Ausbildungen absolviert und sehr viele berühmte Persönlichkeiten getroffen, mit denen er gearbeitet hat. Sein Ansatz ist hypnosystemisch, lösungsorientiert und konstruktivistisch.

Er arbeitet mit Einzelpersonen, Familien, Gruppen und Firmen im niederländischen Vaals bei Aachen.

Kursangebote und Vorträge

Arno Ostländer leitet Selbsterfahrungs-Kurse und Seminare, zum Beispiel in der Technik der Quantenheilung, der Hypnose und gibt vegane Kochkurse. Weitere Hinweise, Termine und Kontaktmöglichkeiten findest du unter www.paramedius.com.

Zusammenfassung

Die Lomi Lomi Nui Massage aus Hawaii ist die bekannte Hawaiianische Tempelmassage. Wir wollen in diesem Script besprechen, was eine gut praktizierbare und leicht anzuwendende Version ist, die wir in Europa ausüben können.

Es ist schön, sich den sanften und großflächigen Bewegungen hinzugeben und zu spüren, wie behutsam, wohlwollend und beschützend diese Massage empfunden wird. Es hat vielleicht ebenso etwas erotisches, aber auch behutsames, umsorgendes, hilfreiches und wohlwollendes. Diese Mischung ist weder billig noch anzüglich, aber auch keine Physiotherapie. Wir wollen die Gesundheit und die natürliche Balance des Klienten fördern und das gelingt oftmals dadurch, dass wir unsere Aufmerksamkeit und die Nähe dieser Massage den Menschen schenken, was einen deutlichen Unterschied zu anderen Massageformen bietet.

Meines Erachtens ist es so, dass wir in Europa nicht vor unseren Massageklienten oder Lebenspartnern tanzen und lange meditieren sollten, als wären wir auf Hawaii aufgewachsen.

Daher verzichte ich gerne auf die Elemente, die wir nicht aus dem Herzen an einem Wochenende oder durch ein Buch erlernen können, sondern beschränke mich auf das, was wir leicht praktizieren können und was – wenn ich bisherigen Klienten und Kursteilnehmern glauben darf – wunderbare Wirkung erzielt, sowie Körper und Seele gleichermaßen berührt.

Sie wird auf Hawaii sicherlich anders praktiziert, als in diesem Script. Wer sie wirklich dort erleben möchte, dem sei das wirklich von Herzen ebenso gegönnt, wie auch empfohlen.

Es wird sicherlich ein schönes Erlebnis, diese Massage kennenzulernen.